生命 就 在身边，
生命"救"在身边。

救护生命，

如何让我们都成为

合格的"第一目击者"？

这本科普读物将带给您

详细的解答。

生命"救"在身边

心肺复苏与
海姆立克急救技能

主　编　王永晨　常广明
副主编　张德新　綦　海

人民卫生出版社
·北京·

图书在版编目（CIP）数据

生命"救"在身边：心肺复苏与海姆立克急救技能 / 王永晨，常广明主编． -- 北京 ：人民卫生出版社，2025．5． -- ISBN 978-7-117-37906-9

Ⅰ．R459.7

中国国家版本馆 CIP 数据核字第 202550JD97 号

人卫智网	www.ipmph.com	医学教育、学术、考试、健康，
		购书智慧智能综合服务平台
人卫官网	www.pmph.com	人卫官方资讯发布平台

生命"救"在身边
——心肺复苏与海姆立克急救技能
Shengming "Jiu" zai Shenbian
——Xinfeifusu yu Haimulike Jijiu Jineng

主　　编：王永晨　常广明
出版发行：人民卫生出版社（中继线 010-59780011）
地　　址：北京市朝阳区潘家园南里 19 号
邮　　编：100021
E - mail：pmph @ pmph.com
购书热线：010-59787592　010-59787584　010-65264830
印　　刷：三河市宏达印刷有限公司
经　　销：新华书店
开　　本：889×1194　1/32　印张：3
字　　数：75 千字
版　　次：2025 年 5 月第 1 版
印　　次：2025 年 6 月第 1 次印刷
标准书号：ISBN 978-7-117-37906-9
定　　价：39.00 元

打击盗版举报电话：010-59787491　E-mail：WQ @ pmph.com
质量问题联系电话：010-59787234　E-mail：zhiliang @ pmph.com
数字融合服务电话：4001118166　E-mail：zengzhi @ pmph.com

编委会

主　编　王永晨　常广明

副主编　张德新　綦　海

编　委（以姓氏笔画为序）

王永晨（哈尔滨医科大学附属第二医院）

王娅楠（哈尔滨医科大学附属第二医院）

田懋一（哈尔滨医科大学公共卫生学院）

邢　淳（哈尔滨医科大学附属第二医院）

吕信鹏（哈尔滨医科大学附属第二医院）

吴亚军（哈尔滨医科大学附属第二医院）

宋娟娟（哈尔滨医科大学附属第二医院）

张　欢（哈尔滨医科大学附属肿瘤医院）

张思佳（哈尔滨医科大学附属第二医院）

张德新（哈尔滨医科大学附属第二医院）

贾海波（哈尔滨医科大学附属第二医院）

曹天辉（哈尔滨医科大学附属第二医院）

常广明（哈尔滨医科大学附属第二医院）

康佳璇（哈尔滨市第四医院）

詹　洁（哈尔滨医科大学附属第二医院）

綦　海（哈尔滨医科大学附属第二医院）

生命就在身边，生命"救"在身边。

随着经济社会的发展与老龄化进程的加快，各种急症、意外伤害、自然灾害等导致的心源性猝死发生率呈逐年上升趋势。近年来，媒体接连报道了因心脏骤停没有得到及时有效救治而发生的不幸事件，其中不乏朝气蓬勃的学生、风华正茂的青壮年……让人们深感悲痛与惋惜，同时也引发了社会对医院外猝死的深度思考。在多起事件中，"第一目击者"因未掌握心肺复苏急救技能而错失了挽救身边人生命的机会。因此，面向大众开展院外心肺复苏急救技能的科学普及刻不容缓。

救护生命，如何让我们都成为合格的"第一目击者"？这本科普读物将带给您详细的解答。本书以大众读者为中心，以掌握最基本、最必需、最实用的心肺复苏技能为出发点，立足不同场景、不同人群，将知识与技能融为一体，以图片指导、微视频演示等数字资源为展现形式，从概述、成人初级心肺复苏、儿童与婴儿的心肺复苏、特殊情况的心肺复苏、解除气道异物梗阻、心肺复苏抢救成功经典案例六个章节进行编写。希望能唤起公众对心肺复苏急救的关注，并积极参与，让广大的"第一目击者"真正成为"想救、会救、能救"的生命支持者。

　　本书编写参考和引用了急诊急救领域前辈及同行们的文献资料和学术成果，在此致以诚挚的谢意！虽然在编写过程中，我们进行了反复的语言推敲，尽量满足大众的理解需求，但难免存有疏漏和不足之处，敬请广大读者批评指正。

王永晨

2025 年 1 月

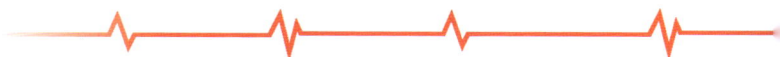

目 录

第五章　解除气道异物梗阻
——疏通生命的"堵路"　61

第六章　心肺复苏抢救成功经典案例　69

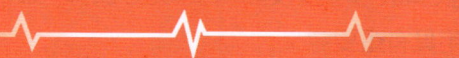

第一章 概述

——生命"救"在身边

时间就是生命,应对发生在医院外的心脏骤停事件,发挥现场目击者的紧急救护作用尤为重要。当一个人的心脏停止跳动,决定生死的"黄金时间"往往只有 4~6 分钟。现场第一个发现意外情况的人员(被称为"第一目击者")若具备一定的急救能力,能够及时正确地予以施救,将为其赢得最佳救治时机。

　　生命救护不是医护人员的"专利",每一位经历过一定培训和学习的非专业目击者都有施救成功的可能。因此,普及公众心肺复苏急救技能教育对增强公众自救互救能力、提高全民急救知识与急救技能水平、充分发挥"第一目击者"的急救作用具有重要意义。

一、心肺复苏的起源与发展
——心肺复苏的前世今生

　　心肺复苏(cardiopulmonary resuscitation,CPR)是对心搏、呼吸骤停者所实施的基本急救操作和措施,是最有效的抢救呼吸心跳停止者的方法,主要包括胸外按压、开放气道、人工通气及电除颤。伴随着医学的不断进步,心肺复苏技术从无到有,从盲目尝试到逐步规范,走过了漫长的发展历程,每一次进步与飞跃都凝聚着医学工作者的艰辛付出和努力。

(一)心肺复苏的起源

人类与疾病、死亡作斗争,贯穿于历史发展长河的始终。心肺复苏的历史几乎和人类的历史一样悠久。从古代唤醒和刺激复苏法、悬垂复苏体位到颠簸复苏法,再逐步到近代心肺复苏技术、现代心肺复苏技术,其理论和技术体系在不断发展。早在 1800 多年前的东汉时期,名医张仲景在《金匮要略·杂疗方第二十三》中就对自缢猝死的急救方法进行了描述:"……上下安被卧之,一人以脚踏其两肩,手少挽其发,常弦弦勿纵之;一人以手按据胸上,数动之;一人摩捋臂胫,屈伸之。……如此一炊顷,气从口出,呼吸眼开,而犹引按莫置,亦勿苦劳之……"这应该是世界上最早有关心肺复苏的详细记载。《华佗神方》中记载了华佗曾用人工吹气法和胸外按压抢救心搏、呼吸骤停者,这是医学史上关于胸外按压和口对口人工呼吸较早的详细记录。

16 世纪,德国瑞士籍炼金术士和医生 Paracelsus 尝试使用装有管子的风箱将空气泵入患者口中,为患者提供人工通气促使患者复苏。1744 年,Tossach 通过口对口吹气法成功挽救了一名煤矿工人的生命。1768 年,荷兰的医师在抢救溺水者时,将溺水者的头朝下倒挂起来或将其放在圆桶上前后滚动以清理呼吸道,同时,还为溺水者进行人工呼吸。在此期间,口对口人工呼吸法是抢救的主要方法。

(二)现代心肺复苏的发展

现代心肺复苏始于 20 世纪 50 年代末 60 年代初。1956 年,新英格兰医学杂志(*The New England Journal of Medicine*)报道了 Paul

Maurice Zoll 实施胸外电除颤方法救治的 4 个病例报告。1958 年,美国医生 Peter Safar 等人研究证实救援人员呼出的气体仍可为人工通气患者提供足够的氧气,口对口人工呼吸有确切、可靠的复苏效果,并指出在抢救意识丧失者时,应将其头向后仰、下颌向上推起才能保证气道畅通。这一理论的提出是复苏医学领域的一次革命性进展。1960 年,Kouwenhoven 等人报告了 14 例经胸外按压而存活的病例,提出了封闭式胸部心脏按压法。该方法可维持血液循环,产生可观的心脏搏出量,是复苏医学领域的又一次革命性进展,被称为心肺复苏的里程碑。由此,电除颤与人工呼吸、胸外按压构成了现代心肺复苏的三要素。同年,美国红十字会制订了心肺复苏标准课程,对救援人员及医疗工作人员等进行规范化培训。

美国心脏协会曾在 1974 年、1980 年、1986 年和 1992 年发表过心肺复苏指南;从 2000 年开始美国心脏协会与其主导创立的国际复苏联合会召集全球专家每隔 5 年制定心肺复苏与心血管急救指南(又称“国际 CPR 指南”),目前最新版本为《2020 年美国心脏协会心肺复苏和心血管急救指南》。2016 年我国发布了《2016 中国心肺复苏专家共识》,2018 年发布了《2018 中国心肺复苏培训专家共识》,推动了我国心肺复苏的标准化进程。

二、心肺复苏普及的社会意义
——重新照亮生命的曙光

随着社会的发展与进步,人类对自然与社会的改造所产生的弊端在逐渐显露。一个时期以来,地震、泥石流、火灾等自然灾害,以及空难、溺水、踩踏等突发事故和公共卫生事件频发。与此同时,随着人们生活水平的不断提高、工作节奏的加快、社会压力的增大以及人口老龄化等问题的显现，我国心源性猝死的发生率和人数逐年上升，每年高达 54.4 万例，位居全球之首。研究显示，70%～80% 的心搏、呼吸骤停急症发生在家庭、公共场所和行路中，其中约 80% 的人员死于送往医院的途中，院前急救工作的重要性已日渐为社会所认识。

在基本急救技能中，心肺复苏是最简单、易行、有效的急救技术。《2000 年心肺复苏和心血管急救国际指南》要求应对公众广泛开展基础生命支持技术的培训，其中首要的就是心肺复苏。心肺复苏是帮助心脏骤停者迅速重建人工呼吸与循环，保证心、脑等重要脏器血氧供应的一系列急救技术，是国际上公认的最有效的抢救心搏、呼吸骤停患者的方法。

在突发急症或意外伤害引发心脏骤停后，由于脑血流突然中断，10 秒左右即可出现意识丧失，如在 4～6 分钟黄金时段及时救治生存概率较高，否则将发生生物学死亡，罕见自发逆转者。因此，心肺复苏急救强调的是"急"，而我国大城市急救体系反应时间多超过 10 分钟，这大大降低了院前急救的抢救成功率。

心肺复苏急救知识与技能的普及教育，可以提高社会公众的互救能力。在专业急救人员到达之前，目击者可以通过判断发生意外者的情况，采取有效的心肺复苏，提高院前救治成功率，挽救更多人的生命。教育部高度重视急救教育进校园工作，于 2021 年和 2023 年先后两次推进全国学校急救教育试点，要求深入开展学校急救知识普及、技能培训等工作，推动各地区形成可复制、可推广的急救教育经验做法。至此，在我国，普及以心肺复苏技能为主的基本急救知识与技能教育已成当务之急，刻不容缓。

三、急救需要遵循的基本原则
——危急时刻的施救尺度

(一) 安全原则

在实施急救前,务必要确认现场环境安全,并在实施急救的过程中持续评估,确保施救者与被救者双方的安全。必要时先离开危险的现场再行施救,以防止二次伤害。同时,要尽力做好自我防护。以心肺复苏为例,在有条件的情况下,施救者要尽量避免或减少与被救者的口对口直接接触,可以选择使用呼吸面罩、纱布、防护膜等作为隔离措施。

(二) 科学原则

人体是一个复杂的系统,当出现紧急突发事件时,需要首先进行科学研判。采取的任何行动和举措均需要遵循公认的科学原则,高效施救,避免非理性行为。以徒手心肺复苏为例,首先要判断被救者有无脉搏、有无呼吸,然后再行操作;并且要严格掌握成人、儿童及孕妇等不同人群的胸外按压部位和按压深度。因此,要遵循科学的原则,首先要以牢固的急救知识为基础,其次要有直接或间接的实践经验做支撑,才能正确、有效地施救。

(三) 伦理原则

紧急突发事件发生后,若被救者意识清醒,目击者施救前要表明身份,询问是否需要帮助,在征得同意的前提下进行救助;若被救者无意识、无反应,在确认环境安全的情况下立即施救,并积极寻求周围群众的协助。施救过程中要注意保护被救者隐私,尽量避免被救者不必要的身体暴露,如必须暴露,应给予必要的遮挡。

(四) 法治原则

近年来,国家不断健全相关法律保障。2021 年 1 月 1 日正式实施的《中华人民共和国民法典》第一百八十四条规定,因自愿实施紧急救助行为造成受助人损害的,救助人不承担民事责任。这一"好人法"的出台,目的就是鼓励救助人实施急救行为,避免因此而遭到受助人的讹诈,从法律法规层面逐步为施救行为提供法治保障。在急救过程中,要注意保留相关证据,为后期相关部门或人员分析事件原因、判断病情以及进行刑事侦查或提起民事诉讼提供线索和依据。

(常广明　田懋一)

第二章　成人初级心肺复苏

——用双手挽救生命的基本技能

第一节

维持心脏跳动的奥秘

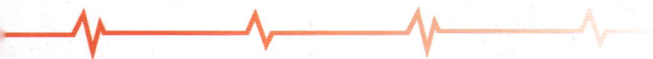

　　心脏就像人体的"发动机",时刻在不知疲倦地跳动,将血液输送至全身各个器官,供人体利用。心脏,这个在生命中永不停歇的器官,是如何高效且持久地运转的呢? 背后蕴藏着怎样的奥秘? 我们将在本文中共同探索。

一、心脏的结构和功能
——带你认识心脏的"两房两室"

　　心脏位于胸腔中央偏左的位置,由左心房、左心室、右心房、右心室四个腔室及瓣膜组成,主要功能是泵送血液,通过血液循环将氧气和营养物质输送到全身,并将二氧化碳和代谢废物送到相应器官排出。给心脏自身供血的血管为冠状动脉,分为左、右两条,分别起源于主动脉的左、右冠状动脉窦。冠状动脉主干走行于心脏的表面,其小分支垂直穿入心肌,并在心内膜下交织成网(图 2-1)。冠状动脉内流动的血液为心脏提供了"工作"所需要的营养及氧气。因此,当各种原因导致冠状动脉阻塞,使心脏失去营养及氧气供应,就可能发生心脏骤停。

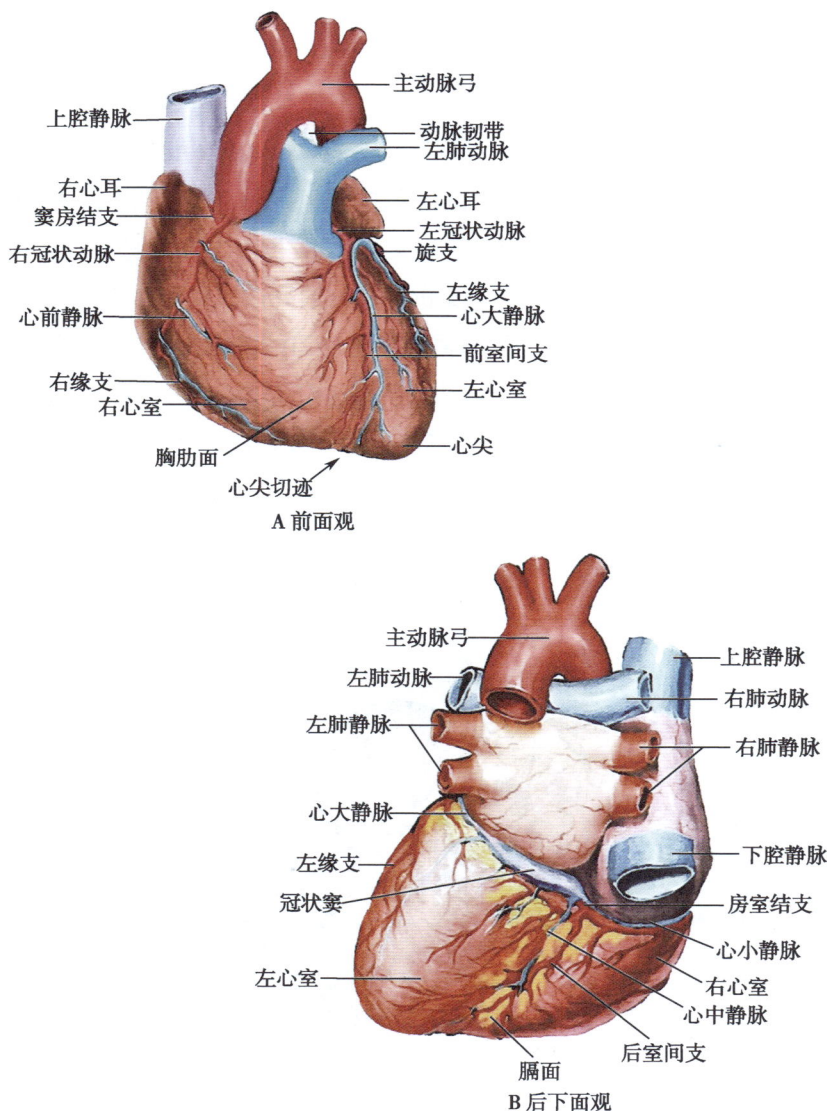

A 前面观

主动脉弓
上腔静脉
动脉韧带
左肺动脉
右心耳
窦房结支
左心耳
左冠状动脉
右冠状动脉
旋支
左缘支
心前静脉
心大静脉
前室间支
右缘支
左心室
右心室
胸肋面
心尖
心尖切迹

B 后下面观

主动脉弓
左肺动脉
左肺静脉
上腔静脉
右肺动脉
右肺静脉
心大静脉
左缘支
下腔静脉
冠状窦
房室结支
心小静脉
左心室
右心室
心中静脉
后室间支
膈面

图2-1 心脏的外形和血管

二、心脏跳动的机制及影响因素

——不受大脑控制的心跳

由自律细胞(如窦房结)和特殊传导系统(如结间束、房室束、左右束支及浦肯野纤维)组成的电生理网络,能够自发产生电活动,并将兴奋信号传导至心肌工作细胞,从而引发心脏的规律跳动(图 2-2)。这一过程不受大脑的直接控制,这也是患者进入"脑死亡"状态后心脏仍能跳动的原因。在心脏自律细胞中,窦房结的自律性最高,是心脏正常的起搏点。当这个电生理网络不能正常工作时,心脏就可能发生停搏。此外,心脏的跳动还会受到人的情绪、激素、神经、物理和环境变化等多种因素的影响,如情绪激动、劳累引起急性心肌梗死发作,这也是心脏骤停最常见的原因。

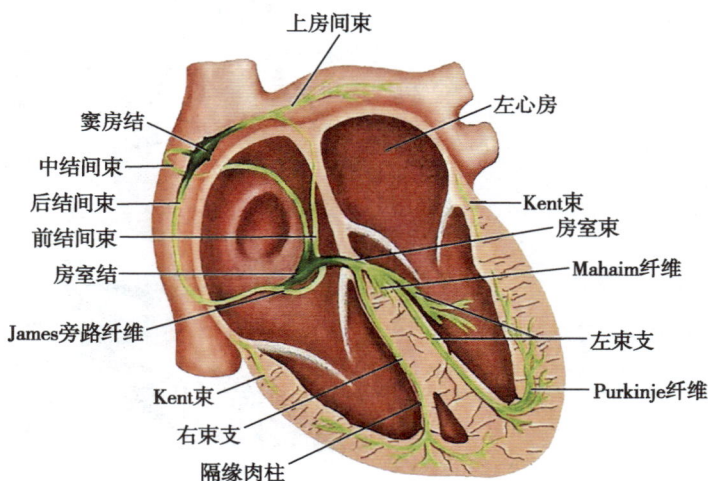

图 2-2 心脏传导模式图

三、心肺复苏的原理

——心肺重启的奥秘

心肺复苏是一种通过胸外按压、人工呼吸以及辅助设备来帮助心脏和肺脏重新工作的方法,是紧急状况下抢救生命最重要的措施。

（一）胸外按压的原理

1. 胸泵原理　心脏骤停时,血液无法被输送到全身,身体各个重要器官缺血缺氧。心肺复苏时,通过按压胸骨,使胸腔内压力增大,可促进血液流动,使心脏内血液泵入动脉;放松按压后,胸腔内压力降低,静脉血回流至心脏,使心脏恢复充盈。

2. 心泵原理　按压胸骨时,胸腔体积缩小,心脏直接受到挤压,产生排血,使心脏内血液泵入动脉;放松时,心脏回弹舒张,使静脉血回流。

3. 共同作用　胸外按压维持血液循环可能是以上两种机制共同作用的结果。有效的胸外按压可使心排血量达到正常心跳时的 30%,满足人体血液循环的最低需求。

（二）人工呼吸的原理

1. 压力差原理　利用肺内压与大气压之间的压力差,通过被动式呼吸使被救者获得氧气,排出二氧化碳,维持生命所需的气体交换。

2. 保证氧供　空气中氧气含量约为 21%,人体呼出的气体中氧气含量约为 17%,施救者呼出的气体进入被救者体内,可满足被救者重要脏器的最低氧气需求。

（三）心肺复苏的影响因素

心跳停止时间的长短是心肺复苏成功与否的关键因素。每延迟心肺复苏一分钟，生存率下降 7%～10%。大脑对缺氧极其敏感，心跳停止后 4～6 分钟，便可发生不可逆的脑细胞死亡，使抢救成功率大幅度下降。即使抢救成功，也可能伴随神经系统损伤，甚至出现脑死亡。

（綦海　张思佳）

第二节

成人初级心肺复苏操作技术

一、心脏骤停的识别
——及时发现心脏停搏的信号

(一)操作步骤

评估被救者意识前,先要判断施救环境是否安全。如不安全,须转移至安全地点再评估及施救。

1. 评估意识 拍击被救者的双肩并大声呼喊"喂,先生/女士,你怎么啦?"或呼喊其姓名,看被救者有无反应。

ER-2-1
评估被救者意识

2. 评估脉搏、呼吸 施救者用并拢的示指和中指在甲状软骨(男性喉结位置)旁1~2厘米颈部肌肉间的凹陷处触摸颈动脉,同时观察有无胸腹部起伏或经口鼻的呼吸动作,时间为5~10秒(图2-3)。如无胸腹起伏和呼吸动作,则认为呼吸停止。部分被救者虽有呼吸动作,但表现为用力呼吸或呼吸微弱,其频率较慢,2~3次/分钟,可伴有鼾声、哼声或呻吟声,呼吸时张口伴下颌、头颈部移动,称为濒死叹息样呼吸,为无效呼吸,等同于呼吸停止。评估时,如不好确定时间,可以边评估边计数,可采用"1001、1002、1003、1004、1005……"的方式进行计数,每个数字组合的计数时间约为1秒。

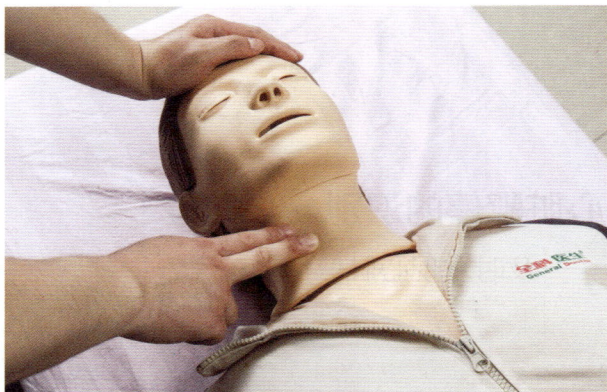

A. 评估脉搏

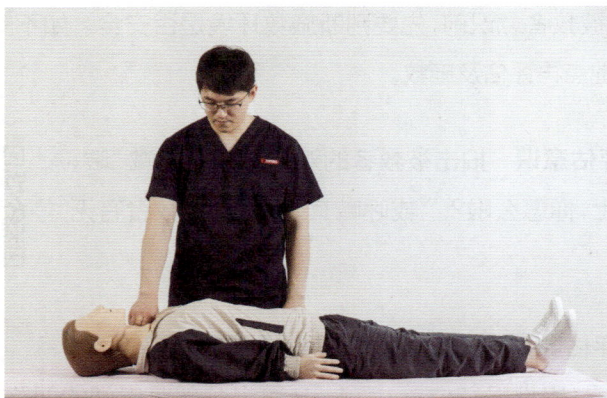

B. 评估呼吸

图2-3 评估脉搏、呼吸

评估意识时,如被救者无应答,可判断为意识丧失,应立即呼叫120急救中心(可将手机或电话置于免提模式,以便同时做其他抢救工作),取得自动体外除颤器（automated external defibrillator, AED）。如有其他人在场，可请其拨打 120 并取 AED。随后，立即评估被救者的脉搏、呼吸。

ER-2-2

ER-2-2
评估被救者
脉搏、呼吸

（二）注意事项

1. 评估意识时，应拍击被救者的双肩并大声呼喊，不可摇晃被救者身体，以免造成脊椎损伤，尤其是颈椎损伤。

2. 经评估，若被救者有脉搏、呼吸，应每 2 分钟评估 1 次脉搏、呼吸，直至急救人员到达或被救者被送至医院。

3. 经评估，若被救者有脉搏、无呼吸，应每 5~6 秒给予 1 次人工呼吸，每两分钟评估 1 次脉搏；如脉搏消失，立即进行心肺复苏。

4. 非专业人员评估脉搏可能有困难，因此，当被救者突然出现无意识、无呼吸或无正常呼吸（濒死叹息样呼吸）时，可以认为其发生了心脏骤停，可以不再评估脉搏。

二、胸外按压
——用双手使心脏"复跳"

（一）操作步骤

1. 体位

（1）被救者体位：被救者仰卧于平坦坚硬的平面上，双手放在躯体两侧。如果被救者有头部或颈部损伤,摆体位时应使被救者的头、颈、躯干在一条直线上,同时翻转,以免造成颈椎二次损伤。

（2）施救者体位:可站或跪在被救者的一侧,如果现场环境有限,可适当变通,以方便操作。

2. 按压位置　被救者胸骨的中下部(如被救者为男性,可快速定位于两乳头连线与胸骨的交点)(图2-4)。

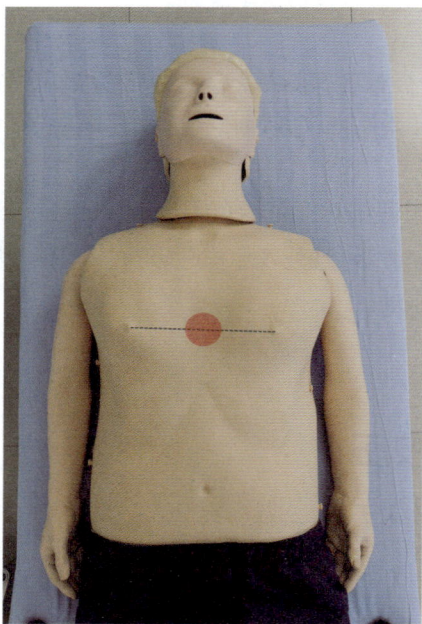

图2-4　胸外按压位置

3. 按压方向 垂直向下按压。

4. 按压频率 100～120 次 / 分钟。

5. 按压深度 5～6 厘米。

6. 按压方法 将被救者摆好体位,移除胸部的衣物。施救者一只手的掌根放在被救者胸骨的中下部,手指向上翘起(不要压在肋骨上),另一只手的掌根放在前一只手上,两手平行重叠,伸直双臂(肩关节、肘关节、腕关节为一条直线并与胸骨垂直),使双肩位于双手的正上方,利用身体的重力,垂直向下按压。

ER-2-3
胸外按压方法

(二) 注意事项

1. 每次按压和放松的时间应相等。放松时,手掌不能离开胸骨,以免按压点移位。

2. 尽量减少按压的中断,一定要在做完 5 个循环(按压 30 次后给予 2 次人工呼吸为 1 个循环)后再评估脉搏、呼吸。

3. 当有 2 个及以上施救者时,应每 2 分钟或 5 个循环后进行分工轮换,每次轮换应在 5 秒内完成。

4. 因搬运被救者会影响抢救,所以环境安全的情况下,应就地进行心肺复苏。

三、开放气道
——打开救命的呼吸通道

(一) 操作步骤

给予被救者 30 次胸外按压、清除口腔异物或呕吐物（如确定无呕吐物等异物，此步可省略）后，开放气道。

1. 仰头抬颏法　施救者位于被救者一侧，将一只手放于被救者的前额，用力向后加压使其头后仰，另一只手的手指放于下颌骨的颏部，向上抬起（图 2-5）。

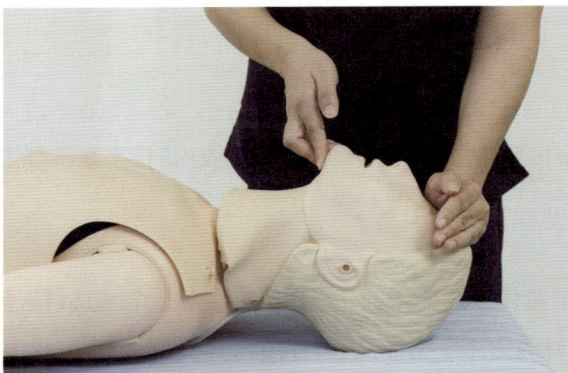

图 2-5　仰头抬颏法

2. 双手托颌法　施救者位于被救者头顶侧，双手分别放于被救者头的两侧，将手指放于被救者下颌角下方，用双手托起下颌并将其前移。如果被救者口唇紧闭，可用拇指推开下唇，使口唇张开（图 2-6）。该方法不会引起颈椎损伤，常用于颈椎骨折或损伤者。

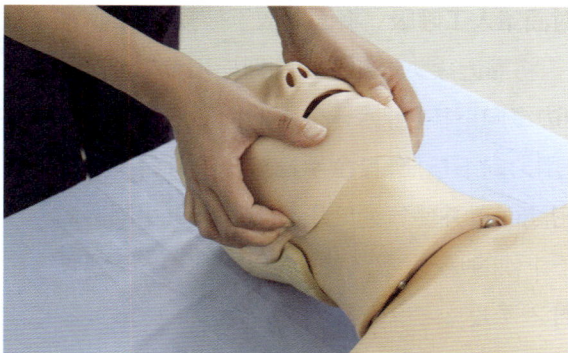

图 2-6　双手托颌法

（二）注意事项

1. 清除口腔异物或呕吐物时，如有假牙，应将其拿掉，防止脱落后阻塞气道。

2. 开放气道时，不要用力按压颏下的软组织，以免堵塞气道。

3. 开放气道后，下颌角与耳垂连线应与地面垂直。

四、人工呼吸

——为生命送去急需的氧气

（一）操作步骤

给予被救者 30 次胸外按压、清除呼吸道异物或呕吐物并开放气道后，进行 2 次人工呼吸。

1. 口对面罩人工呼吸 将面罩放于被救者面部,覆盖鼻及口唇。将靠近额头一侧的手的拇指和示指放在面罩额头侧的边缘向下按压,另一只手的拇指放在面罩下颌侧的边缘用力向下按压,其余手指放于下颌骨下缘提起下颌,以密闭面罩并使气道处于开放状态。平静吸气状态下,给予1秒的吹气(吹气量为400~600毫升),使胸廓隆起(图2-7)。

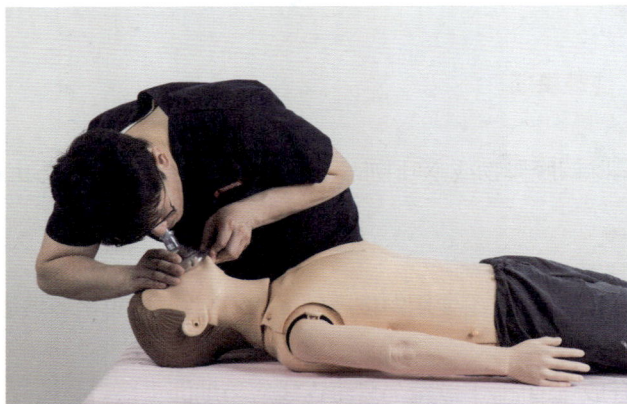

图2-7 口对面罩人工呼吸

2. 口对口人工呼吸 施救者用拇指和示指捏住被救者鼻翼,用口唇将被救者的口唇全部包住,平静吸气状态下,将气体吹入被救者口中,并使胸廓隆起,吹气时间为1秒,吹气量为400~600毫升(图2-8)。吹气完毕后将捏鼻的手指松开。有条件时,可在被救者口唇处覆盖纱布或其他透气隔离物进行操作。

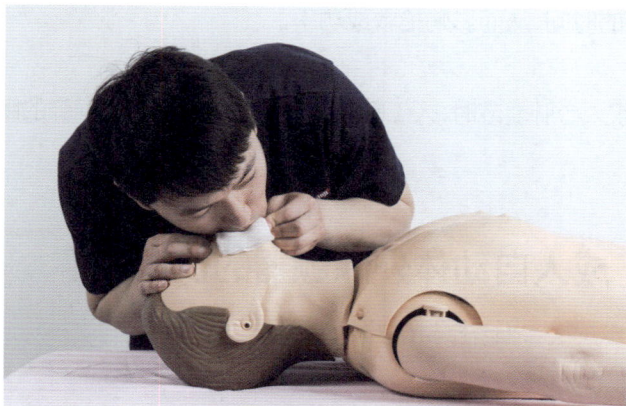

图2-8　口对口人工呼吸

3. 口对鼻人工呼吸　开放气道后使被救者口唇闭拢,施救者深吸一口气后,将被救者鼻孔包住,用力吹气,使胸廓隆起。完毕后,放开口唇使气体呼出。吹气时的阻力较口对口方式大。

(二) 注意事项

1. 有条件时,首选口对面罩人工呼吸。使用单向阀面罩时,气体只能由施救者进入被救者口中,被救者呼出的气体不能进入施救者口中。如果被救者有口部外伤或张口困难,可采用口对鼻人工呼吸。

2. 如果第一次人工呼吸未能使被救者胸廓隆起,应重新开放气道,再进行第二次人工呼吸,如仍未使胸廓隆起,应立即恢复胸外按压。

3. 避免进行次数过多的人工呼吸。人工呼吸次数过多或给予过量的气体均会造成过度通气,不仅会导致胃扩张和误吸等并发症,还会减少胸外按压的时间,从而影响抢救成功率。

4. 双人心肺复苏时,人工呼吸应尽量在被救者胸廓回弹的瞬间给予。

五、成人自动体外除颤器的使用
——"电击"的神奇力量

(一)操作步骤

自动体外除颤器(AED)能自动识别心室颤动并放电除颤;如无需除颤,AED 会提示施救者立即进行胸外按压,而不会进行放电除颤。不同生产厂家的 AED 外观和型号可能不同,但使用方法基本相同,其步骤为:

1. 打开包装,开启 AED(有些设备在打开包装时自动开启)(图2-9),按照 AED 的指示,进行下一步操作。

2. 取下 AED 电极片的包膜,移除胸部的衣物,将电极片贴到被救者裸露的胸部(电极片上有粘贴位置的标识),一片贴在右锁骨正下方,另一片贴在左乳头外侧(图 2-10),依据 AED 指示将电极片的电缆线插到AED 装置上。

3. AED 发出"正在分析心律,不要碰触病人"的口令时,所有人不要接触被救者,但分析心律前应继续胸外按压。AED 分析被救者心律(大约几秒钟)后,告知是否需要除颤。

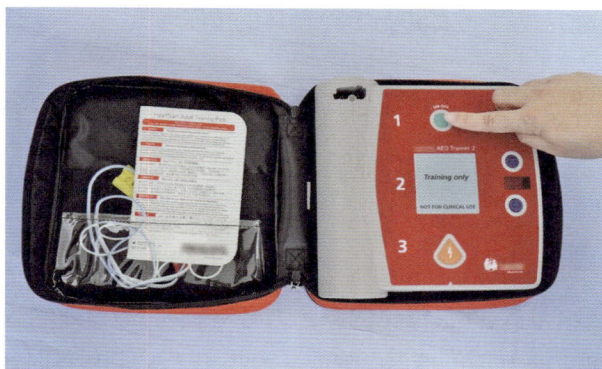

图 2-9　AED 的开启

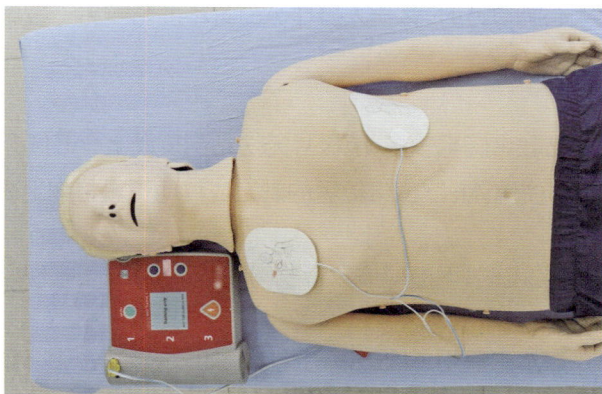

图 2-10　AED 电极片的粘贴位置

4. 如果需要除颤,当 AED 发出"需要除颤(或电击),正在充电"的指示时,继续按压。当 AED 充电完成,发出"立刻除颤,按(橘黄色)除颤按钮"的指示时,操作者停止胸外按压,大声发出"请所有人离开"的口令,并在确认没有人接触被救者后,按下除颤按钮,完成电除颤。

ER-2-8

ER-2-8
AED 的使用方法

5. 除颤完成后,立即进行 5 个循环的按压通气。

6. 完成 5 个循环的按压通气(约 2 分钟)后,AED 提示重复步骤 3 和步骤 4。

(二) 注意事项

1. 导致心脏骤停最常见的原因为心室颤动,最有效的救治方法是电除颤,其成功率随时间推迟而降低。因此,进行心肺复苏时,如有 AED 应尽快取得,如有其他人在场,可寻求其帮助取得 AED。

2. 双人心肺复苏时,若一人操作 AED,不能影响另一位施救者进行高质量的心肺复苏。

3. 如果被救者胸毛较多,电极片无法粘到皮肤上,AED 无法分析被救者心律时,可使用 AED 携带箱里的剃刀或其他工具将胸毛去掉。

4. AED 放电时,可造成被救者肌肉突然挛缩,属正常现象。

5. 禁止在水中使用 AED,以防漏电。如果被救者胸部有水,快速擦拭后再进行电除颤。

(张德新　王永晨)

第三节

步步为营，稳救生命

一、成人心肺复苏的完整流程
——从识别到行动

（一）初级心肺复苏操作基本流程

初级心肺复苏操作基本流程见图 2-11。

（二）成人初级心肺复苏操作流程

1. 成人单人心肺复苏 按初级心肺复苏操作基本流程实施。

2. 成人双人心肺复苏

在参照初级心肺复苏操作基本流程的基础上，应注意：

（1）确保现场环境安全后，首位施救者评估被救者无反应后立即大声呼救并实施后续操作。第二位施救者呼叫120 急救中心，条件允许时，取得 AED 及其他急救设备。

ER-2-9
成人单人
心肺复苏

ER-2-10
成人双人
心肺复苏

```
                    ┌─────────────┐
                    │  确保环境安全  │
                    └──────┬──────┘
                           │
                           ▼
          ┌──────────────────────────────────┐
          │ 被救者无反应，立即拨打"120"       │
          │ 或呼叫旁人帮助，取得AED           │
          └──────────────┬───────────────────┘
                         │
  呼吸正常                ▼               无正常呼吸
  有脉搏                                  有脉搏
┌──────────────┐   ◆◆◆◆◆◆◆◆◆   ┌──────────────────────┐
│ 守护被救者直至 │◄──│ 评估呼吸、脉搏 │──►│ 给予急救呼吸：每5~6秒 │
│ 急救人员到达   │   │  (5~10秒)   │   │ 给予1次人工呼吸（如果 │
└──────────────┘   ◆◆◆◆◆◆◆◆◆   │ 尚未拨打"120"，2分钟 │
                         │             │ 后拨打），每2分钟检查1 │
            无呼吸或仅为                │ 次脉搏，如果脉搏消失， │
            叹息样呼吸无脉搏            │ 开始心肺复苏          │
                         │             └──────────────────────┘
                         │             此时，已拨打"120"，AED
  - - - - - - - - - - - -│- - - - - -  已取得或已有人去取
                         ▼
          ┌──────────────────────────────────┐
          │ 心肺复苏：按压30次后给予2次人工    │
          │ 通气为1个循环，5个循环为1轮；可    │
          │ 能的情况下，尽早使用AED           │
          └──────────────┬───────────────────┘
                         │
                         ▼
                    ┌─────────┐
                    │ AED到达  │
                    └────┬────┘
                         │
                         ▼
          ╱────────────────────────────────╲
          │   检查是否为可电击心律            │
          │   (AED自动完成)                 │
          ╲────────────────────────────────╱
        可电击                          不可电击
┌────────────────────────┐   ┌────────────────────────┐
│ 进行1次电击，立即继续心肺 │   │ 立即继续心肺复苏，持续2 │
│ 复苏，持续2分钟（或5个30：│   │ 分钟（或5个30：2循环），│
│ 2循环），AED再分析心律。  │   │ AED再分析心律。持续至专 │
│ 持续至专业急救人员到达    │   │ 业急救人员到达或被救者  │
│ 或被救者恢复自主呼吸、心跳│   │ 恢复自主呼吸、心跳      │
└────────────────────────┘   └────────────────────────┘
```

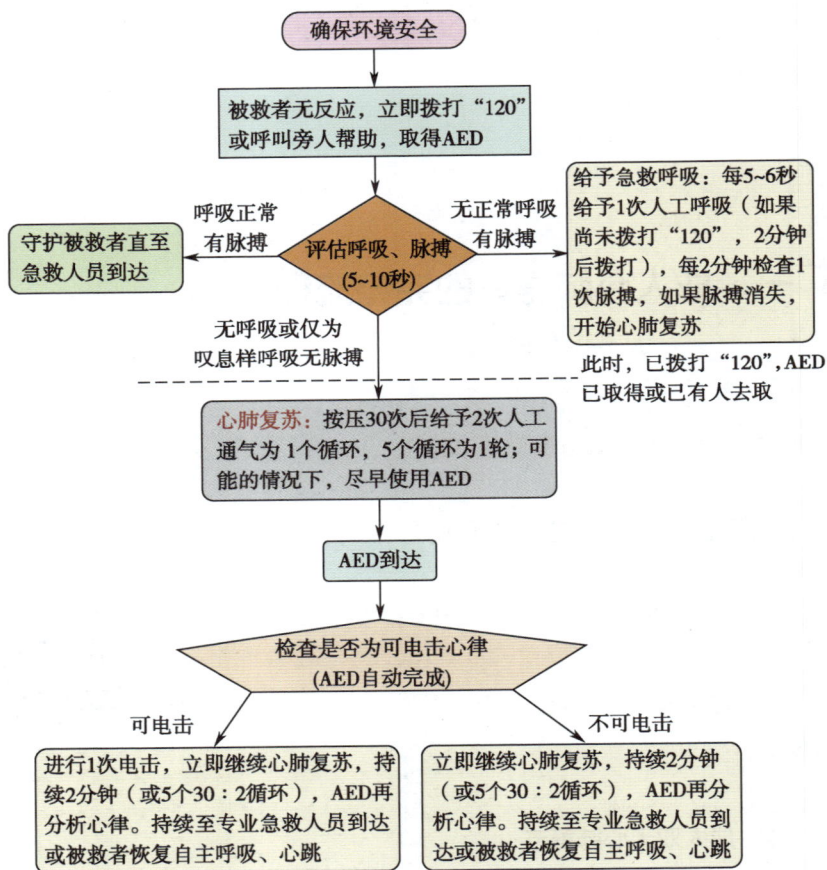

图 2-11　初级心肺复苏操作基本流程

（2）第二位施救者携带 AED 到达后，启动 AED 并遵循指令尽快除颤。

（3）双人心肺复苏时，一人在被救者一侧进行规范的胸外按压，另一人在被救者头侧开放气道，给予人工呼吸（避免过度通气）。为保证按压效果，两人可在评估脉搏、呼吸或 AED 分析心律时，交换角色，交换时间应少于 5 秒。

二、高质量的心肺复苏
——如何做到更有效

高质量心肺复苏是成功救治生命的基础，应做到以下五点：

1. 识别心脏骤停后 10 秒内开始胸外按压。

2. 以 100~120 次 / 分钟的频率按压，按压深度为 5~6 厘米。

3. 每次按压后，让胸廓充分回弹。

4. 尽量减少按压中断的次数和每次中断的时间，每次按压中断的时间应少于 10 秒。

5. 给予有效的人工呼吸（使胸廓隆起），避免过度通气。

三、心肺复苏效果判断

——心跳重启的信号

1. 颈动脉搏动　按压有效时,可在颈动脉处触及其搏动。停止按压后,如果颈动脉搏动依然存在,说明被救者恢复自主心跳。

2. 面色及口唇颜色　被救者面色及口唇颜色由青紫转为红润,表明复苏有效。如果面色及口唇颜色仍为青紫或灰白,表明复苏无效。

3. 瞳孔　瞳孔由大缩小,表明复苏有效;瞳孔由小散大、固定,表明复苏无效。

4. 意识　被救者恢复意识,具体表现为对刺激有反应,如自发地眨眼、身体部位微动或开始说话等,表明复苏有效。

5. 呼吸　被救者的胸廓开始规律地起伏,表明复苏有效。

四、何时停止心肺复苏

——终止操作的条件

1. 被救者恢复自主呼吸和心跳。

2. 专业医护人员到达现场并接手心肺复苏时,非专业人员可以停止心肺复苏操作。

3. 专业医护人员到达现场并确定被救者已经死亡,心肺复苏应当终止。

4. 抢救现场若有危险,如地震、房屋坍塌等,危及施救者生命安全时,施救者应当立即终止心肺复苏并撤离到安全区域。

5. 连续进行心肺复苏 30 分钟以上,被救者仍无生命复苏的迹象,可以考虑终止心肺复苏操作。

（宋娟娟　詹　洁）

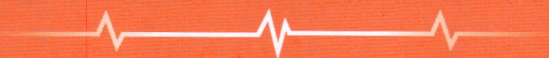

第三章　儿童与婴儿的心肺复苏

——专属于小儿的急救秘籍

儿童与婴儿心肺复苏的流程及步骤与成人大致相同，但由于其在解剖、生理及心脏骤停原因等方面与成人不同，心肺复苏又有其自身的特点。小儿心脏骤停大多由呼吸功能或心血管功能障碍引起，多为继发性的。因此，儿童与婴儿心肺复苏的早期更注重呼吸支持。

为了便于急救和非医务人员学习，参照心肺复苏指南，将新生儿、婴儿、儿童按如下方法划分：1个月以内为新生儿，1岁以内为婴儿（不含新生儿），1岁至青春期为儿童。青春期的体征包括：男性胸部或腋下出现体毛，女性乳房发育。出现青春期体征的心脏骤停者，按成人心肺复苏方法施救。

一、儿童与婴儿心脏骤停的识别
——小小心脏的急救"序曲"

（一）操作步骤

ER-3-1

1. 评估意识　评估儿童意识时，可拍打儿童的双肩并大声呼喊："喂，孩子，你怎么啦？"或呼喊其姓名，观察儿童有无反应

ER-3-1
评估婴儿意识

（图 3-1）。评估婴儿意识时,可轻拍婴儿的脚底并呼喊,观察婴儿有无啼哭(图 3-2)。

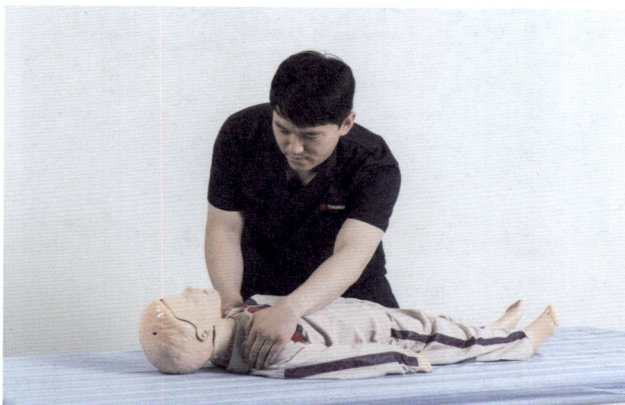

图 3-1　评估儿童意识

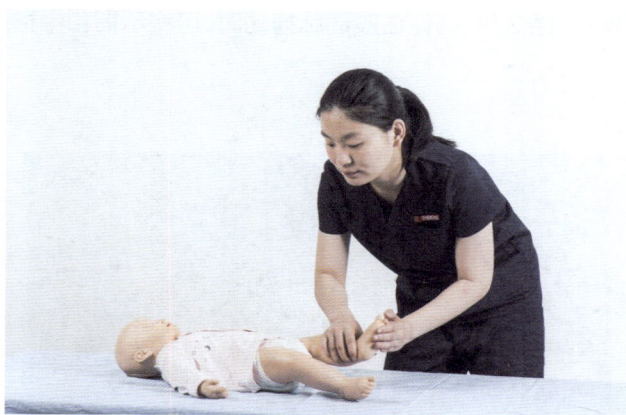

图 3-2　评估婴儿意识

2. 评估脉搏、呼吸　儿童脉搏、呼吸的评估方法同成人(图 3-3),具体方法可参照第二章第二节。

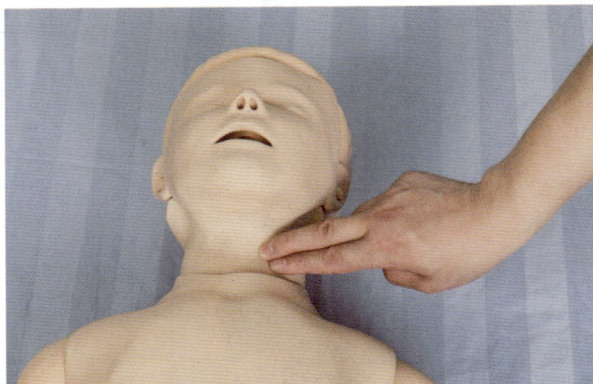

图 3-3　评估儿童脉搏搏动

　　因婴儿头部所占比例较成人大，颈部短而圆胖，不易触及颈动脉搏动，因此，评估婴儿脉搏时常选肱动脉或股动脉。评估婴儿肱动脉搏动时，可将示指和中指的指腹置于婴儿上臂内侧，在肘和肩之间，向下按压感受脉搏搏动（图 3-4）。评估股动脉搏动时，可将示指和中指放置在大

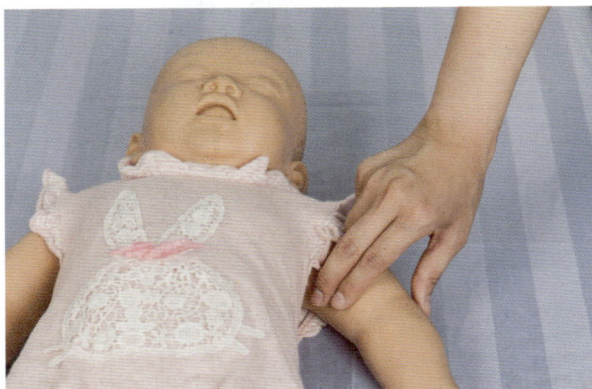

图 3-4　评估婴儿肱动脉搏动

腿内侧,为躯干和大腿交汇处的折痕以下,向下按压感受脉搏搏动(图3-5)。非专业人员判断婴儿脉搏可能存在一定困难,当评估婴儿无反应后,施救者也可只评估呼吸,不再评估脉搏。当婴儿无反应、无呼吸时,可认为婴儿发生了心搏、呼吸骤停。

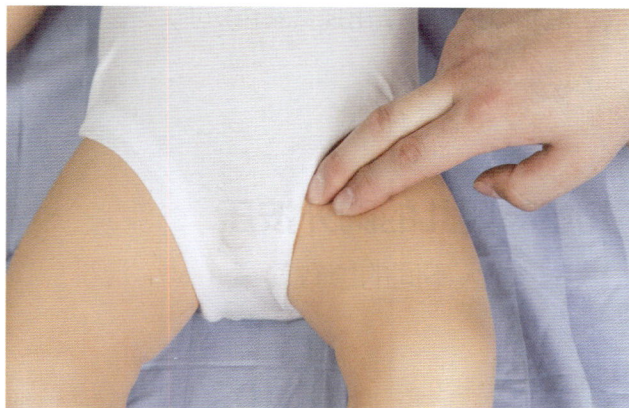

图 3-5 评估婴儿股动脉搏动

3. 经评估,若患儿有呼吸、有脉搏,我们需要进行密切观察,通常每2分钟检查一次呼吸和脉搏,直到救援人员到达;若无呼吸、有脉搏,应每3~5秒给予1次人工呼吸,每2分钟检查一次脉搏;若无呼吸也无脉搏,则需立即开始心肺复苏。需要注意的是,在对婴儿进行急救时,如只有一名施救者且身边无手机,应在评估后先进行2分钟的心肺复苏,再去拨打急救电话,或者抱着婴儿前去打求救电话,途中不要间断心肺复苏。

（二）注意事项

1. 评估儿童意识时，应拍打儿童的双肩并大声呼喊，不可摇晃儿童身体，以免造成脊椎，尤其是颈椎损伤。

2. 对于儿童和婴儿，如无大动脉搏动或不确定有无搏动，或脉搏 ≤ 60 次/分钟且有血液灌注不足的表现（如四肢冰冷、脉搏微弱、皮肤苍白、花斑、口唇和甲床因缺氧出现青紫色），可认为该患儿发生了心脏骤停。

二、儿童与婴儿的胸外按压
——与成人不同的急救篇章

（一）操作步骤

1. 儿童胸外按压法

（1）双手按压：儿童双手胸外按压技术与成人按压方法相同（图3-6），具体操作方法可参照第二章第二节。

（2）单手按压：对于体型较小的儿童，单手按压就可以达到预期的按压深度，且可以两只手交替按压，具体方法与双手按压大致相同（图3-7）。按压深度为胸廓前后径的1/3，约5厘米，按压频率为100~120次/分钟。

ER-3-3
ER-3-3
儿童单手
胸外按压法

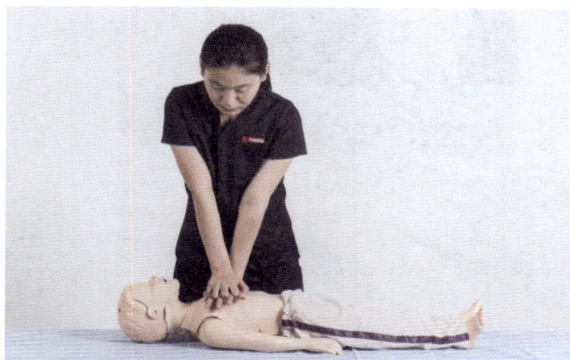

图 3-6　儿童双手胸外按压法

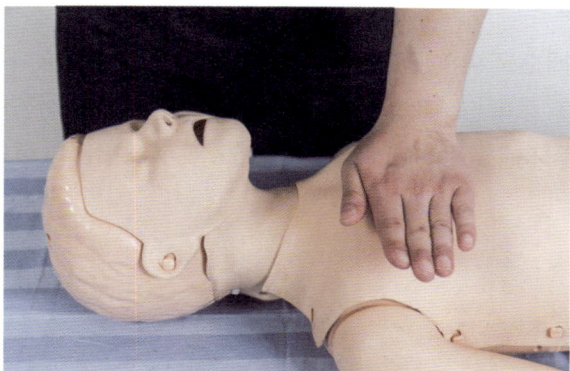

图 3-7　儿童单手胸外按压法

施救者可以根据个人习惯和体力选择双手或单手胸外按压法。

2. 婴儿胸外按压法

（1）单手双指按压法：将示指、中指并拢垂直放在婴儿胸部中央略低于两乳头连线中点处，即胸骨的下半部（图 3-8）。按压深度为胸廓前后径的 1/3，约 4 厘米，按压频率为 100~120 次 / 分钟。

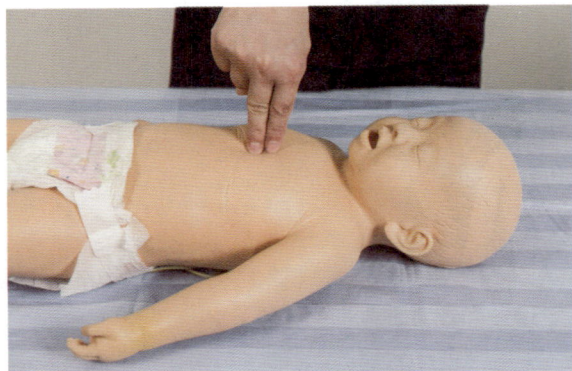

图 3-8　婴儿单手双指按压法

（2）双拇指环绕按压法：将两手拇指并排放在胸骨的下半部（按压的位置、深度、频率与单手双指按压法相同）（图 3-9）。对于非常小的婴儿，可以双手环抱婴儿的胸部以支撑背部，双手拇指可以重叠放置进行按压。

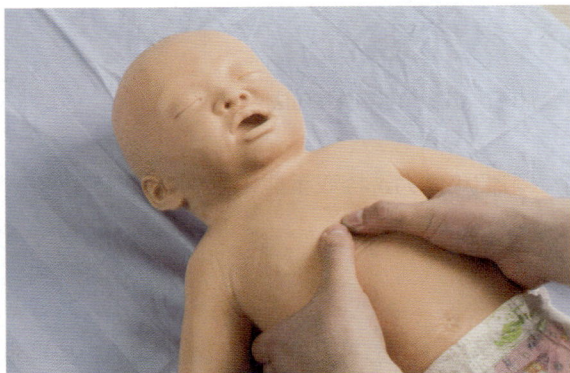

图 3-9　婴儿双拇指环绕按压法

(二) 注意事项

1. 应将患儿仰卧于平坦坚硬的平面上，摆好体位，保护好颈椎。

2. 无论单人还是双人心肺复苏，按压频率均为 100～120 次 / 分钟。单人复苏时，按压 30 次后给予 2 次人工呼吸，即按压通气比为 30 ∶ 2；双人复苏时，按压通气比为 15 ∶ 2。

3. 每次按压和放松的时间相等，保证胸廓充分回弹，尽量减少按压的中断，做完 5 个循环后再评估脉搏、呼吸。

4. 当有 2 名及以上施救者时，应注意轮换，以保证复苏效果，每次轮换应在 5 秒内完成。

三、儿童与婴儿的气道开放
——守护呼吸的"自由之路"

儿童及婴儿发生心脏骤停最常见的原因就是窒息，因此，开放气道和保持有效通气是儿童心肺复苏成功的关键。被救者在意识丧失后会发生舌后坠而导致上气道阻塞，致使人工呼吸提供的氧气无法进入被救者体内，因此，在确保口鼻通畅的情况下应立即开放气道以便实施人工通气。具体操作方法同成人，可参照第二章第二节。

四、儿童与婴儿的人工呼吸
——为稚嫩的生命送去希望之息

（一）操作步骤

1. 口对面罩人工呼吸 将面罩放于小儿面部，覆盖鼻及口唇。将靠近额头一侧的手的拇指和示指放在面罩额头侧的边缘向下按压，另一只手的拇指和示指放在面罩下颌两侧的边缘用力向下按压，其余手指放于下颌骨下缘提起下颌，以密闭面罩并使气道处于开放状态。平静吸气状态下，给予 1 秒的吹气。需要注意的是，对于儿童或婴儿，应选择大小合适的面罩，既能完全覆盖儿童或婴儿的口鼻，但又不能过大覆盖眼睛（图 3-10）。

ER-3-6

ER-3-6
婴儿口对面罩
人工呼吸

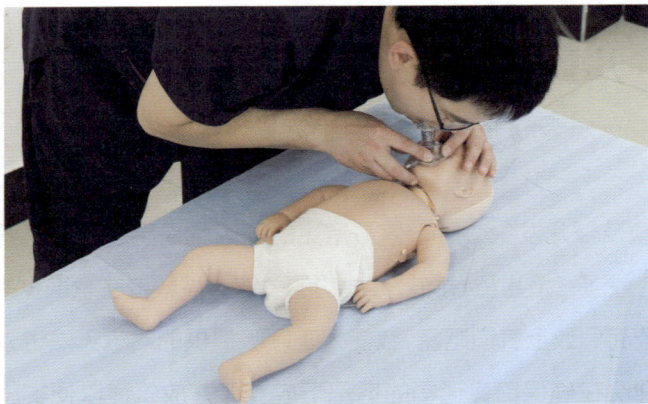

图 3-10　婴儿口对面罩人工呼吸

2. 口对口人工呼吸　仅适用于儿童（图 3-11），具体操作方法同成人，可参照第二章第二节。

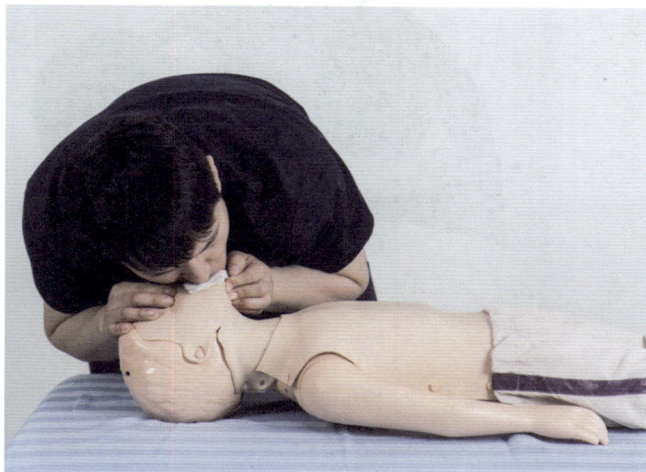

图 3-11　儿童口对口人工呼吸

3. 口对口鼻人工呼吸　适用于婴儿，也适用于口唇有外伤或牙关紧闭的儿童。开放气道，正常吸气（不必深吸气）后用自己的口完全包住婴儿或儿童的口鼻并吹气，通气时间应持续 1 秒（图 3-12）。

ER-3-7

ER-3-7
婴儿口对口鼻
人工呼吸

（二）注意事项

1. 单人复苏时，每按压 30 次后，给予 2 次人工呼吸，即按压通气比为 30：2。双人复苏时，每按压 15 次后，给予 2 次人工通气，即按压通气比为 15：2。

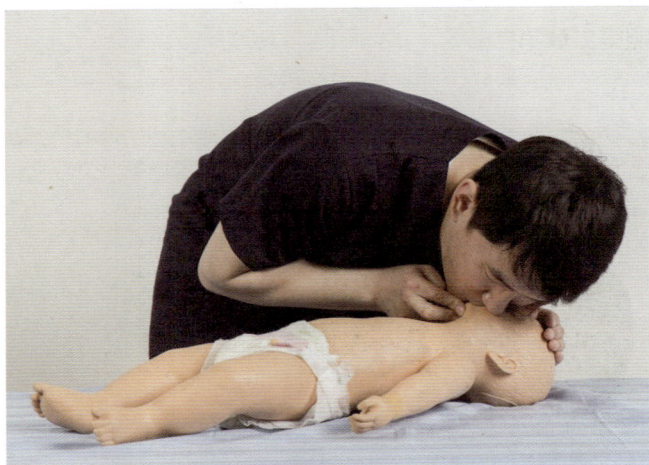

图 3-12　婴儿口对口鼻人工呼吸

2. 人工呼吸时,每次通气时间持续 1 秒,通气量以使胸廓隆起为标准,避免过度通气。

3. 吹气时若感觉阻力大或胸廓不能隆起,提示可能存在气道阻塞。最常见的原因是气道开放方法不正确,需重新开放气道后再试;如吹气后仍无胸廓起伏,应考虑气道内有异物的可能,需尽快清理口咽和鼻腔,避免延误。

4. 双人或多人施救时,应在完成 10 个循环(15 次按压后 2 次通气为 1 个循环)或按压通气 2 分钟后,交换按压者与通气者角色。当按压者感到疲劳时,也应交换角色。每次轮换应在 5 秒内完成。

五、儿童型自动体外除颤器

——8 岁以下小儿的救命利器

1. 儿童型自动体外除颤器的具体使用方法同成人,可参照第二章第二节。

2. 对于婴儿,应首选手动除颤器进行除颤,而不是 AED。手动除颤器具有比 AED 更多的功能,还可提供更适用于婴儿除颤的低能量。如果没有手动除颤器,优先使用儿科型剂量衰减 AED。

3. 使用 AED 时,将儿童电极片贴在儿童的胸前正中及背后左肩胛处。当没有儿童电极片时,可以使用成人电极片进行替代,粘贴位置通常为儿童胸部的前面和后面。

4. 婴儿心脏骤停多因呼吸困难或不能呼吸所致,人工通气和胸外按压都非常重要,不能因为寻找 AED 而延误心肺复苏的实施。

六、儿童与婴儿心肺复苏指导

——按部就班地实施救援

ER-3-8

(一) 儿童及婴儿单人初级心肺复苏操作流程

儿童及婴儿单人初级心肺复苏流程同成人,可参照第二章第三节。

ER-3-8
婴儿单人
心肺复苏

(二) 儿童及婴儿双人初级心肺复苏操作流程

儿童及婴儿双人初级心肺复苏操作流程与成人类似,可参照第二章第三节。在此基础上,需注意以下三点。

ER-3-9
婴儿双人
心肺复苏

1. 在确保施救现场环境安全,评估患儿确无反应后,首位施救者评估患儿生命体征,第二位施救者呼叫120 急救中心,条件允许的情况下,同时取得 AED 和急救设备。

2. 双人复苏时,按压通气比为 15 ∶ 2。

3. 为保证按压效果,两人可在评估脉搏、呼吸或 AED 分析心律时交换角色,但交换时间应少于 5 秒。

(三) 儿童及婴儿高质量心肺复苏要点总结

1. 识别心脏骤停后 10 秒内开始胸外按压。

2. 以 100~120 次 / 分钟的频率按压,按压深度为胸部前后径的 1/3,儿童约 5 厘米,婴儿约 4 厘米。

3. 每次按压后,让胸廓充分回弹。

4. 单人施救时按压通气比为 30 ∶ 2,双人施救时按压通气比为

15 ：2,尽量减少按压中断,每次按压中断的时间应少于 10 秒。

5. 给予有效的人工呼吸(使胸廓隆起),避免过度通气。

（王娅楠　张　欢）

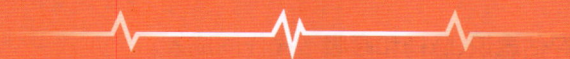

第四章　特殊情况的心肺复苏

——不同环境下的生命守护

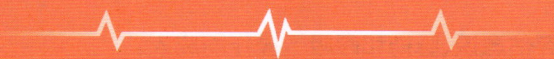

第四章　特殊情况的心肺复苏

——不同环境下的生命守护

一、孕妇的心肺复苏
——双重生命守护

（一）操作步骤

1. 评估意识、脉搏和呼吸　操作同成人。

2. 胸外按压

（1）为脐以下腹部略膨隆（小于孕 20 周大小）的孕妇进行心肺复苏时，操作同成人。

（2）为脐及以上腹部明显膨隆（超过孕 20 周大小）的孕妇进行心肺复苏时，施救者可在孕妇的左侧用双手将膨隆的腹部（子宫）拉向左侧（图 4-1），或在孕妇的右侧用单手将膨隆的腹部推向左侧（图 4-2），以减轻对母体血管的压迫。具体可根据施救者的站位灵活运用。按压的位置、方向、频率、深度同成人。

3. 开放气道和人工呼吸　操作同成人。

4. 电除颤　目前，关于电除颤在孕妇复苏中的使用尚无研究报告,但普遍观点认为是有必要的,且可用于妊娠的各个阶段,操作同成人。电除颤过程中,不推荐进行胎儿评估及使用胎儿监护仪,以免影响复苏效果。复苏成功后可由专业人员对胎儿进行评估。

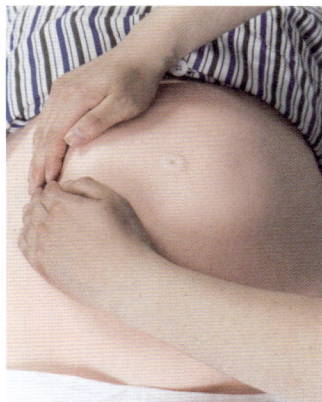

图 4-1　左侧双手子宫转位法

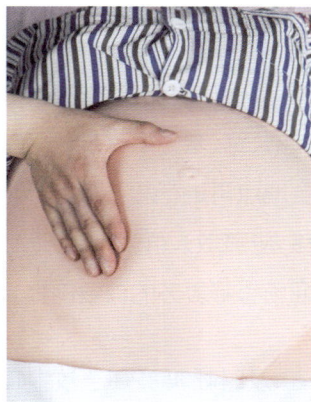

图 4-2　右侧单手子宫转位法

(二) 注意事项

1. 对发生心脏骤停的孕妇,施救者在做心肺复苏的同时应呼叫 120 急救中心,如了解孕妇的孕期、既往疾病等情况,须详细告知急救人员。

2. 应尽快将孕妇运送到有救治条件的医院,在转运期间,施救者应持续进行心肺复苏,并及时纠正危险因素。

3. 对超过 20 孕周的孕妇进行心肺复苏时,因胎儿有压迫腹部大血管的可能,需要由专业医生来判断,必要时可行剖宫产手术以提高孕妇及胎儿的存活率。

二、创伤的心肺复苏

——在伤痛中挽救生命

（一）操作步骤

1. 确保环境安全。在抢救前切记要消除环境危险因素,如在火灾现场、高速公路、暴力事件现场、建筑工地等不安全场所,应先将被救者转移至安全地点再进行复苏。若环境安全,但人群聚集,不建议将被救者向别处转移,应疏散人群就地抢救,以免延误抢救时间。确保环境安全是创伤人员现场心肺复苏的首要前提。

2. 及时呼叫120急救中心。

3. 遵从"气道－呼吸－循环"法则进行快速评估,及时发现心脏骤停或生命体征不稳定者。

（1）气道评估:评估气道和意识相结合。被救者意识清醒、能说话,说明其气道是通畅的;如无反应,则快速查看气道是否通畅,有气道梗阻者应立即解除梗阻。

（2）呼吸评估:被救者呼吸正常,且身体无创伤性畸形,可侧卧位以改善呼吸功能;呼吸不顺畅者,给予人工呼吸;无呼吸且无反应者,立即进行心肺复苏。

（3）循环评估:失血过多引起的失血性休克可导致心脏骤停。如颈动脉无搏动,应立即进行心肺复苏;需要电除颤的,尽早进行电除颤。

如被救者有外露的伤口出血，应及时止血。指压法是用手指按压以起到止血作用，适用于头部和四肢动脉出血，是短暂的应急措施。加压包扎法是用无菌纱布或清洁敷料填塞伤口，再用绷带加压包扎的止血方法，适用于头颈、躯干、四肢等体表血管的出血。包扎的力度以能止血而肢体远端仍有血液循环为宜，较为常用。

头颈部损伤者，需要保护好颈椎。在翻身或搬动时，应固定好头颈部，保持其脊柱为一轴线同时翻转、搬运，严禁躯干屈曲、扭转（图 4-3）。体位摆好后，可用衣物、枕头或沙袋等放于被救者头颈两侧固定颈椎。

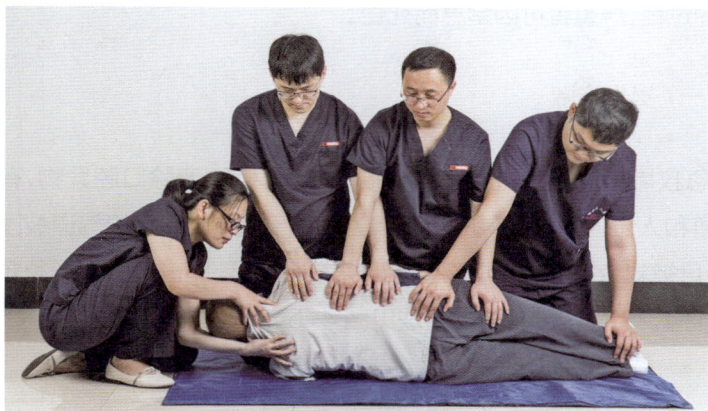

图 4-3　颈椎损伤者的翻身

（二）注意事项

1. 严重胸廓畸形、多发性肋骨骨折或张力性气胸目前被认为是心肺复苏的相对禁忌证，需专业的急救人员通过对伤情的判断后，对伤员实施专业的复苏法。

2. 对需要复苏且合并创伤的被救者，力求迅速转运至附近有条件救治的医院。

3. 救援疑似颈椎损伤者时,严禁摇动头部,以免加重颈椎损伤。

三、溺水的心肺复苏
——如何让呼吸恢复

溺水是指人淹没于水或其他液体介质中,引发呼吸系统损伤而导致缺氧的过程,严重者可因窒息而死亡。

(一)操作步骤

急救措施包括使被救者迅速脱离淹溺环境,清除口腔异物,有效开放气道和人工通气,对心脏骤停者立即进行心肺复苏。如气道被固体物阻塞,且被救者有意识,可采用腹部冲击法/背部叩击法。现场急救流程见图4-4。清除口腔异物的方法见图4-5,背部叩击法见图4-6。

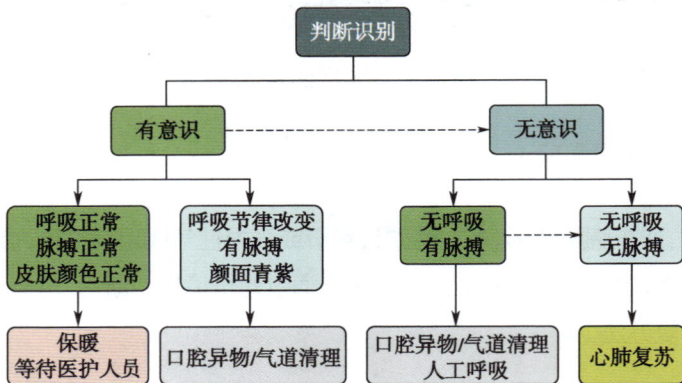

图4-4 溺水现场急救流程图

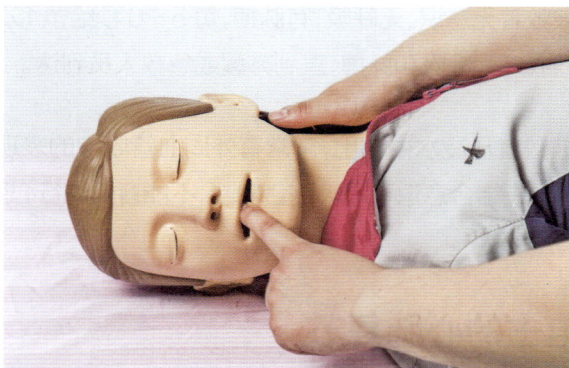

图 4-5　口腔异物的清除

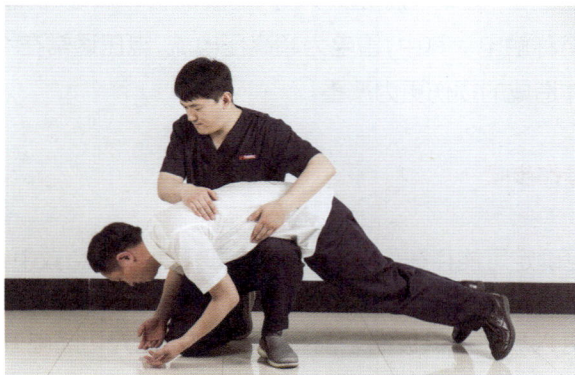

图 4-6　背部叩击法

（二）注意事项

1. 如被救者有颈椎损伤，采用双手托颌法开放气道。

2. 如被救者无意识、无呼吸、无脉搏，应立即进行心肺复苏，直至心跳、呼吸恢复或急救人员到达。

3. 如被救者无意识、无呼吸、有脉搏，每5～6秒给予1次人工呼吸，每2分钟评估意识、呼吸和脉搏，直到苏醒或急救人员到达。

4. 如被救者从冷水中救出，常常有外周血管收缩的表现，会导致脉搏触不清，此时应结合意识和呼吸综合判断，不能盲目进行心肺复苏。

四、电击的心肺复苏
——如何唤醒触电后的生命

电击伤是指一定的电流通过人体，造成器官、组织损伤或功能障碍，甚至死亡，俗称触电。其中，雷电为超高压电流，电压通常在1亿～10亿伏特，对人体造成的损伤更为严重。

（一）操作步骤

1. 一旦确定可能存在伤亡情况，应立即呼叫120急救中心。

2. 在进入场地提供援助之前，必须评估环境并切断电源，确保施救者自身安全。如电源线在被救者身上，不应直接触碰被救者，可利用木棍、橡胶棍等较硬的干燥绝缘体将电源线拨离被救者。

3. 评估被救者意识、呼吸及脉搏，根据情况采取相应的操作，具体流程同成人心肺复苏。现场如有AED，尽早使用AED进行除颤。

（二）注意事项

1. 雷击伤后，被救者不携带残余电荷，评估环境安全后，立即对其进行心肺复苏是安全的。

2. 救助被雷击或电击的伤者时,如被救者从高处跌落,要注意其是否发生了脊柱损伤。

3. 遇到雷电天气,应尽可能远离山顶、孤树、信号塔,尽快丢弃身体上的金属和容易导电的物品。在平时工作、生活中,应该牢记用电安全准则,防止触电。

五、失温的心肺复苏
——让生命重回人间

人体核心温度低于 35.0℃,称为低体温,通常与暴露在寒冷或潮湿环境和 / 或继发的人体温度调节功能受损有关。按照体温下降程度,将低体温分为三级:轻度低体温为 32.1~35.0℃;中度低体温为 28.0~32.0℃;重度低体温为低于 28.0℃。

(一)操作步骤

1. 尽快使被救者脱离寒冷环境,去除潮湿衣物,同时呼叫 120 急救中心。

2. 判断低体温者的意识,根据意识情况进行施救。

3. 复温对低体温者的抢救至关重要,常用措施如下:

(1)被动复温:轻度低体温者,可通过食用甜品、覆盖保温毯等方式复温。

（2）主动复温：①中度低体温者可采取主动体外复温，可通过加热装置进行复温，如热辐射、强制性热空气通风等；②重度低体温者需尽快送医救治，采取加温加湿给氧，以及加温静脉输液等有创性技术进行主动体内复温。

具体急救流程见图4-7。

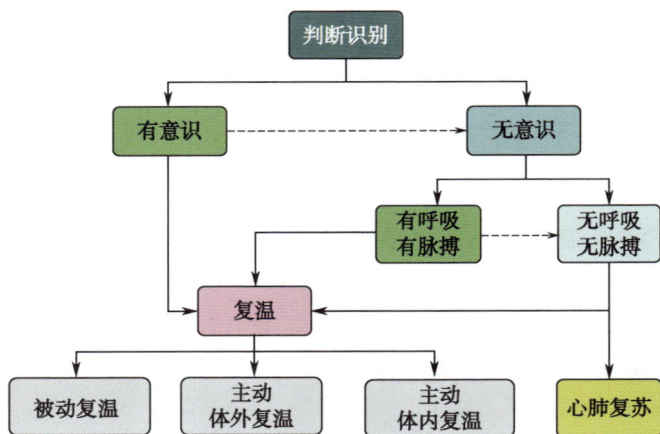

图4-7 低体温急救流程图

（二）注意事项

1. 被救者未出现心搏、呼吸骤停时，重点进行复温；一旦出现心搏、呼吸骤停，要边心肺复苏边复温。

2. 由于体温过低会出现非常缓慢且不规则的脉搏，在评估低体温者脉搏时，要特别仔细，检查颈动脉至少1分钟，以免误判。

3. 低体温可导致胸壁僵硬,使胸外按压和人工通气变得困难,但复苏时仍应达到按压和通气的标准。

4. 体温低于 30.0℃时发生的心室颤动,电除颤往往无效,应边持续心肺复苏边积极复温。复温至 30.0℃及以上时,可提高除颤的成功率。

5. 对发生误吸的低体温者进行心肺复苏时,应及时清除气道异物,通畅气道。

6. 复温时,禁止揉搓、按摩,若皮肤粘连异物时应一起复温,不可暴力撕脱以免损伤皮肤。

(吕信鹏　康佳璇)

第五章　解除气道异物梗阻

——疏通生命的"堵路"

一、快速识别气道异物梗阻

——窒息的危险信号

气道梗阻是指异物阻塞气管或支气管,使空气无法进入肺部,通常表现为呼吸困难,严重时可引发窒息造成死亡。气道异物梗阻的表现如下:

1. 轻度梗阻　无明显呼吸困难,能用力咳嗽。

2. 中度梗阻　无法呼吸、说话或咳嗽。

3. 重度梗阻　窒息,以致失去意识。

二、气道异物梗阻急救原则

——快速解决气道被堵的困境

轻度气道梗阻者,可鼓励其继续咳嗽,尝试自行解除梗阻,同时观察梗阻的变化情况;若持续不缓解,应立即使用海姆立克急救法帮助其解除梗阻,并呼叫120急救中心。

重度气道梗阻者若失去意识,应立即给予心肺复苏。

如施救者身边还有其他人,由其协助呼叫120急救中心;如只有施救者一人,应先进行2分钟心肺复苏后,再呼叫120急救中心。

三、解除气道异物梗阻方法
——海姆立克急救法解除"卡喉"危机

(一)操作方法及步骤

1. 腹部冲击法　适用于有意识的成人与儿童。

(1)施救者站或跪在被救者身后,将双臂环绕于被救者腰部。

(2)一只手握拳并将拇指侧紧抵在被救者胸骨下缘与脐之间的位置,另一只手握住握拳的手,向上用力、反复、快速冲击被救者腹部(图5-1),直至被救者能呼吸、咳嗽或说话。每一次冲击都要快速、有力,以利于解除梗阻。

2. 胸部冲击法　适用于有意识的肥胖者或孕妇。

(1)施救者站或跪在被救者身后。

(2)施救者双臂经被救者腋下环抱胸部,一只手握拳放于被救者胸骨下半部,另一只手固定握拳的手,向胸部后方连续、快速冲击(图5-2),直至被救者能呼吸、咳嗽或说话。每一次冲击都要快速、有力,以利于解除梗阻。

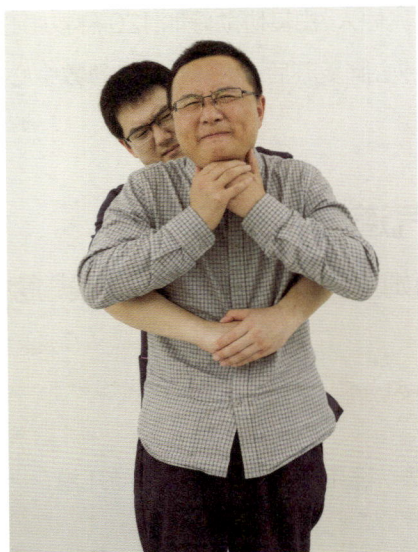

图 5-1　腹部冲击法

ER-5-1
腹部冲击法

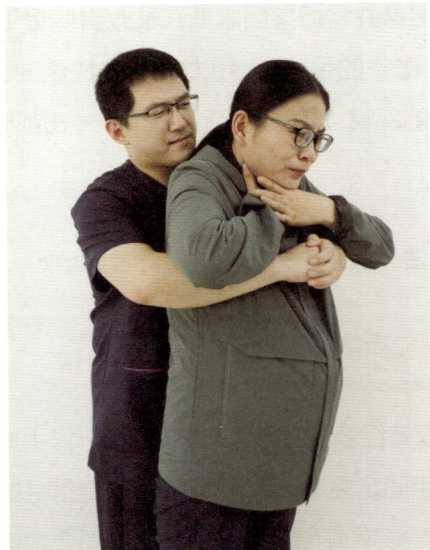

图 5-2　胸部冲击法

3. 拍背及胸部冲击法　适用于有意识的婴儿。

（1）将婴儿面部向下置于施救者的前臂上，用手托住婴儿的头部和下颌，使婴儿的头部略低于其胸部。施救者可将前臂靠在膝盖或大腿上进行支撑。

（2）用另一只手的掌根部在婴儿两肩胛之间用力拍击（图5-3），最多5次。拍击5次后，如果异物未排出，将婴儿翻转，使其呈仰卧位并支撑好头部，头部仍略低于胸部，在胸骨下半部给予最多5次的快速向下的胸部冲击（图5-4）。

ER-5-2

ER-5-2
婴儿拍背及
胸部冲击法

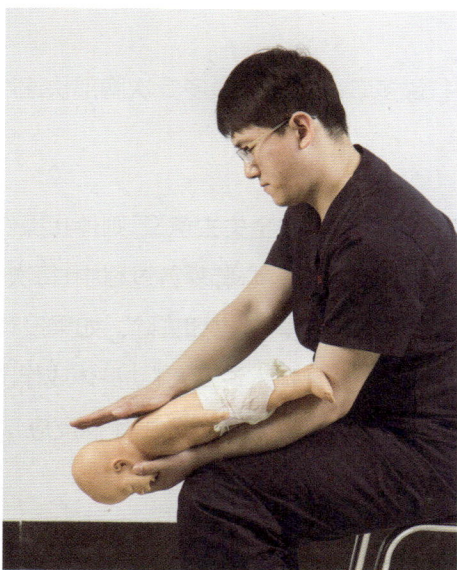

图5-3　婴儿拍背法

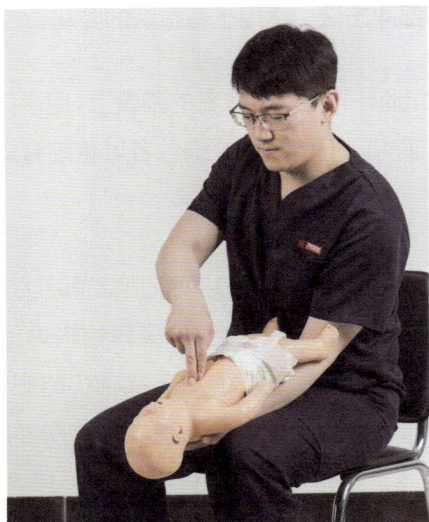

图 5-4　婴儿胸部冲击法

（3）重复进行最多 5 次拍背和最多 5 次胸部快速冲击，直到婴儿能呼吸、咳嗽或啼哭。

在施救过程中，如被救者完全失去意识，则停止操作，立即进行心肺复苏并及时呼叫 120 急救中心。心肺复苏过程中，每次开放气道时检查被救者口腔，看到容易去除的异物，立即去除。如果没有发现异物，继续进行心肺复苏，直到被救者能呼吸、说话、挪动身体或作出其他反应（婴儿表现为能呼吸、咳嗽或啼哭、挪动身体或作出其他反应），或者专业急救人员到达并接手。

（二）被救者气道梗阻解除的表现

1. 异物从被救者口咽部排出。

2. 被救者呼吸通畅,能自主呼吸,之前的喘息、哮鸣音或无声状态消失。

3. 被救者肤色改善,口唇、面部由青紫逐渐转为红润。

4. 给予人工呼吸时,能感觉到空气流动并看到胸廓隆起。

(邢 淳 吴亚军)

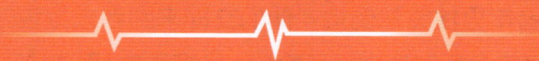

第六章　心肺复苏抢救成功经典案例

案例一：

医生在机场成功抢救心脏骤停者

2023 年 11 月，两位医生在某机场航站楼发现一位 70 岁左右的老年男性突然倒地。他们立即来到老人身边，确定现场环境安全后对他进行了抢救。一名医生（医生 A）拍打老人双肩并大声呼喊："喂，大爷，你怎么啦？ 能听到我说话吗？"发现老人无反应后，另一名医生（医生 B）立即去取 AED，并在路上拨打 120 急救电话，告知被救者目前所在位置和相关情况。

医生 A 迅速用示指和中指在老人喉结（甲状软骨）旁 1~2 厘米颈部肌肉间的凹陷处触摸颈动脉，同时观察老人的胸廓有无起伏（5~10 秒）。检查确定老人无呼吸、无脉搏后，他立即对老人进行心肺复苏。

医生 A 将老人仰卧位置于平坦的地面上，解开老人的上衣，松解裤带，以胸骨中下部为按压点，进行按压通气比为 30 ∶ 2 的高质量心肺复苏，按压的频率为 100~120 次 / 分钟，深度为 5~6 厘米，每次按压后，让胸廓充分回弹。医生 B 取回 AED 后，放于老人一侧，打开包装并启动 AED。

按 AED 的指示,将电极片分别粘贴在老人裸露的胸部,一片放在右锁骨正下方,另一片放在左乳头外侧。将电极片的电缆线插到 AED 上,此期间医生 A 持续进行心肺复苏。AED 分析老人心律后发出"需要电击,请离开"的口令,医生 B 大声呼喊:"所有人离开!"确认无人接触老人后,按下"电击"按钮。

电击后,医生 A 继续对被救者进行胸外按压,医生 B 负责人工通气。5 个循环(约 2 分钟)后,医生 A 再次评估老人的心跳、呼吸,并与医生 B 交换位置,时间小于 5 秒。与此同时,AED 再次分析老人心律,仍为可电击心律,再次给予电击。电击后,继续给予 5 个循环(约 2 分钟)的按压通气后,再次评估,老人颈动脉搏动恢复,胸廓出现了起伏,意识转清,心肺复苏成功。

两位医生一直陪在老人身边,直到 120 急救人员到达并完成了相关交接工作后才离开。虽然错过了登机时间,但将老人从死亡边缘抢救回来,成功挽救一个生命,是一件非常有意义的事情。事后得知,这位老人因急性心肌梗死导致心脏骤停,及时的心肺复苏为老人赢得了后续抢救治疗的时间,使他获得了重生的机会。

案例二：

女孩在家中成功挽救母亲的生命

一位女孩在家中呼叫母亲时，发现母亲躺在沙发上一动不动，没有任何回应。这位女孩意识到了问题的严重性，她快速跑到电话前拨打了报警电话，一位接线员接听了她的电话。

接线员："你好，这里是报警中心。"

女孩："你好，我有事求助于你们。"

接线员："请问发生了什么事？"

女孩："我在家里发现我妈妈躺在沙发上没有任何反应。"

接线员："你能告诉我你家的地址吗？我帮你拨打急救电话，请他们立即前往你的家中帮助你。"

女孩："我家的地址是 ×× 大街 ×× 号，×× 小区 3 单元 1001。"

接线员："好的，下面请你按我说的做，现在将你的电话调至免提状态。"

女孩："好的，阿姨。"

接线员："将你的手放在妈妈'喉结'旁 2 厘米处,看看能不能触到搏动,同时看看妈妈的胸部有无起伏？"

女孩："我触不到搏动,妈妈的胸部也没起伏。"

接线员："你妈妈现在出现了心搏、呼吸骤停,为了挽救她的生命,你需要按我说的做,可以吗？"

女孩："好的,阿姨,请帮我救救我的妈妈。"

接线员："你将妈妈平放在地板上,注意避免受伤。"

女孩："我完成了,阿姨。"

接线员："现在将妈妈的前胸部暴露出来。"

女孩："阿姨,我可以用剪刀剪开妈妈的衣服吗？ 因为她穿的是套头的衣服。"

接线员："可以,剪的时候避免损伤妈妈的皮肤。"

女孩："阿姨,我将妈妈的衣服剪开了。"

接线员："现在,找到两个乳头连线处的中点,在那个位置将你的两手相互重叠,对她进行胸外按压。"

女孩："我找到位置了,我的两个手掌重叠在一起了,下一步应该怎么做？"

接线员："请尽量用力向下按压,深度 5～6 厘米,频率 100～120

次 / 分钟。"

女孩:"我知道了,我现在开始进行。"

接线员:"孩子,你需要花些力气按压,注意你的按压深度,并且按压后要保证有回弹,否则是无效的按压。"

女孩:"阿姨,我知道了,我在努力做。"

接线员:"按压 30 次后,将妈妈的头尽量向后仰起,然后看看妈妈的口腔内有无分泌物或异物。"

女孩:"好的,阿姨,我将妈妈的头向后仰起了,她的口腔内没有分泌物和异物,但是她的嘴唇很紫。"

接线员:"现在用一只手的拇指和示指捏住妈妈的鼻孔,用你的嘴包住妈妈的嘴唇并往里吹气,吹气的时候看妈妈的胸廓有没有起伏,如果气体吹进去,她的胸廓会有起伏。一共吹两次,第一次结束后,要把捏鼻孔的手指放开,自己的嘴离开妈妈的嘴,然后再进行下一次。"

女孩:"好的,阿姨,我现在就给妈妈吹气。"

接线员:"吹两次气后,继续进行胸外按压。要记住,按压与人工呼吸之间不要间断太久,间断时间越短,妈妈抢救成功的可能性越大。"

女孩:"好的,阿姨。"

女孩:"阿姨,我的肩膀很酸痛,我也很害怕,妈妈现在还没有任何反应。"

接线员："阿姨知道你现在非常累,但是为了救妈妈,阿姨需要你坚持。救援医生应该很快就能到达并帮助你,你不要挂断电话,阿姨会一直在电话里陪着你,发生了任何问题都可以告诉阿姨。"

女孩："好的,阿姨,我会坚持的,我希望妈妈醒过来。"

5 分钟后……

女孩："阿姨,我妈妈刚才动了一下。"

接线员："这是个好现象,现在不要按压了,你再触摸下妈妈'喉结'旁 2 厘米处,还记得那个位置吗?"

女孩："记得,阿姨,我现在能感觉到搏动。"

接线员："再看看妈妈的胸部有无起伏。"

女孩："我看到妈妈的胸部有起伏了。"

接线员："用力拍打妈妈的肩部,并呼喊她,看看她有没有反应。"

女孩："好的,阿姨,我的妈妈有反应了。"

接线员："你真棒,你凭借自己的努力,成功挽救了妈妈的生命,现在请陪在妈妈的身边,等待救援人员的到来。"

5 分钟后,急救人员到达女孩的家中,将她的母亲护送到了医院,进行了后续的治疗。这位女孩凭借自己的机智和勇气成功挽救了母亲的生命,值得我们每个人学习和借鉴。

案例三：

消防员在海边成功抢救溺水儿童

炎炎夏季，很多人在海水里嬉戏玩耍。一名 5 岁的孩子也跟着爸爸来到海边游泳。因为"离岸流"的原因，海水瞬间将孩子卷入海浪中，刹那间便没有了孩子的身影。爸爸马上呼叫救援人员一起帮助寻找孩子，一位消防员也加入了救援工作中。5 分钟后消防员找了已经溺水的孩子并将孩子救到岸边。

在确保现场救援环境安全后，消防员迅速评估了孩子的脉搏、呼吸，发现孩子已无自主心跳和呼吸。消防员一边请别人帮忙拨打 120 急救电话，准确告知发生事故的原因及地点，一边将孩子仰卧在平整的地面上开始心肺复苏。按压部位为胸骨中下部。由于孩子只有 5 岁，他采用了单手胸外按压法，按压频率为 100～120 次 / 分钟，按压深度约为 5 厘米。胸外按压 30 次后，消防员迅速开放气道并清理了口腔内异物，对孩子进行了 2 次口对口人工呼吸。5 个循环后，再次评估孩子的脉搏、呼吸。就这样，消防员持续为孩子进行心肺复苏。

大约 10 分钟后，随着一声啼哭，所有人悬着的心放了下来。孩子恢复了自主心跳、呼吸，意识转清，青紫的颜面恢复了红润，青紫的口唇恢复了血色。

消防员陪在孩子身边,一直到120急救人员到达并完成了相关交接工作后才离开。经医院检查,孩子恢复良好。正是因为消防员及时实施了心肺复苏才成功地挽救了孩子的生命。因此,学会心肺复苏,可使更多心脏骤停者获得存活机会。

（曹天辉　贾海波）